NOTES

STATISTIQUES ET MÉDICALES

SUR LA DIVISION DES ALIÉNÉS

DE L'HOSPICE DE L'ANTIQUAILLE DE LYON.

NOTES

STATISTIQUES ET MÉDICALES

SUR LA

DIVISION DES ALIÉNÉS

DE L'HOSPICE DE L'ANTIQUAILLE DE LYON;

PAR

R. PASQUIER,

DOCTEUR EN MÉDECINE, EX-MÉDECIN DUDIT HOSPICE,
MEMBRE DE PLUSIEURS SOCIÉTÉS SAVANTES.

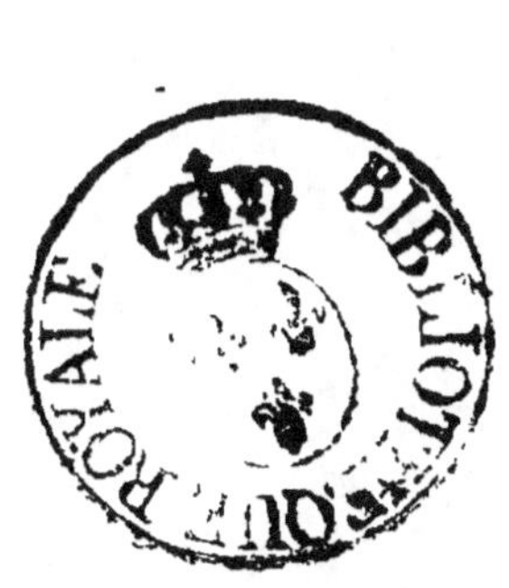

A LYON.

DE L'IMPRIMERIE DE LOUIS PERRIN,

GRANDE RUE MERCIÈRE, N. 49.

1830.

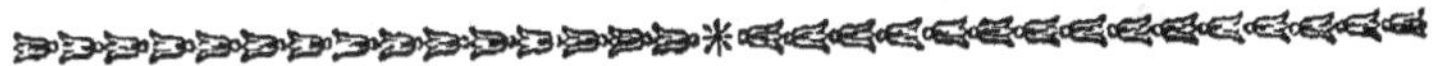

NOTES

SUR LA DIVISION DES ALIÉNÉS.

DE L'HOSPICE DE L'ANTIQUAILLE DE LYON ;

Les hospices d'aliénés diffèrent des autres hôpitaux surtout par leur distribution, leur police in-
térieure, et le régime alimentaire qui y est adopté.
Vaste et bel édifice, peu élevé, ayant des cellules
pour la moitié des malades, de petits dortoirs pour
le reste, des divisions pour les sexes, pour les
payants et les non-payants, des subdivisions au
nombre de huit ou dix pour les différentes espèces
de maladies et leurs degrés différents, des jardins,
des cours et des promenoirs vastes et isolés : tel
est l'aspect que me paraît devoir présenter, au
premier coup d'œil, un hospice réservé au traitement de l'aliénation mentale. Ces hospices ne doivent pas être destinés à plus de cinq ou six cents
malades, si l'on veut éviter la confusion. Ils récla-
ment un vaste espace, une exposition belle, bien
aérée sans être trop élevée, pourvue d'eau de manière à fournir à un service journalier de bains pour

un quart des malades environ. Le plan d'un tel hôpital érigé avec cette seule et unique destination, doit être le travail d'une commission composée d'administrateurs judicieux et expérimentés, d'architectes et de médecins qui auront visité les hôpitaux de ce genre, et qui auront fait une étude spéciale des maladies mentales; enfin, un bon réglement rédigé par la même commission, sera le complément des moyens qui doivent préluder à l'organisation d'un hospice d'aliénés.

L'Antiquaille, qui depuis quelques années a subi des améliorations, et qui pourrait en subir encore, n'atteindra jamais complétement le but de sa destination actuelle, relativement aux aliénés. C'est la première idée qui se présente à celui qui l'examine, et cette idée doit être la base des déterminations ultérieures à prendre sur cet établissement. La preuve de cette assertion découle de l'examen rapide que nous allons faire de cet hospice.

Placé en amphithéâtre sur le penchant de la montagne de Fourvière, l'Antiquaille est très exposé aux vents du midi. La partie méridionale, c'est-à-dire la division des femmes, est un peu abritée des vents de l'est; aussi, les maladies du poumon, qui sont très fréquentes dans cet hôpital, ont-elles, dans cette partie de la maison, une marche moins aiguë et moins grave que chez les hommes aliénés qui ne sont point à l'abri du vent de l'est, très froid dans cette exposition. Chez les hommes, en effet, les péripneumonies, les hémoptysies sont très aiguës et très fréquentes. Au printemps de 1829, nous en avons eu un exemple frappant.

A l'Antiquaille, les salles sont généralement saines et bien aérées, à l'exception de l'infirmerie des femmes aliénées, dont l'air ne peut se renouveler que très difficilement.

La chaleur brûlante du soleil qui frappe si directement certaines parties de la maison, est un ennemi contre lequel on a à lutter tous les étés. En vain a-t-on cherché à en diminuer les effets au moyen de tentes et de plantations d'arbres à épais feuillage, on ne remédiera pas à cet inconvénient.

Les divisions septentrionales de cet hospice étant si peu abritées, et assises en outre sur un sol extrêmement ardu, on est comme malgré soi porté à regretter que les premiers projets d'agrandissement de l'ancien Antiquaille n'aient pas été dirigés vers le côté sud-ouest où le sol est plus régulier et la température plus douce et plus salubre. On aurait trouvé aussi dans ce local le moyen de procurer aux malades la culture des jardins, travail récréatif qui leur serait si avantageux, et qu'il est très difficile de leur confier avec les distributions actuelles.

Il faut à certains aliénés des habillements commodes pour le maintien de la propreté, et pour s'opposer aux penchants vicieux de beaucoup d'entre eux. Pour ceux qui se salissent, on a à l'Antiquaille de grandes tuniques qui se boutonnent par derrière; pour les seconds , on n'a point encore adopté d'habillement convenable. Dans mon dernier compte-rendu, je proposais pour eux un pantalon à gilet qui se lasserait derrière , et qui serait sans ouverture devant.

Les épileptiques et les furieux sont couchés dans des lits profonds dits à tombeau, garnis de courroies qui préviennent assez bien les accidents auxquels ils peuvent être exposés. Ceux dont les accès de fureur durent long-temps , sont tenus dans des cellules où il n'y a que de la paille , comme on le fait dans la plupart des hospices de ce genre. Ces cellules à l'Antiquaille sont très exposées au soleil et au froid ; elles sont, sous ce rapport, très mauvaises, et le service, à cause de leur position, en est très difficile.

Les autres principaux moyens de répression sont le fauteuil fixé au sol, le corset de force de Pinel, des menottes en cuir matelassées , un bandage en fil et en cuir , en forme de huit de chiffres, destiné à fixer le tronc, et propre à retenir les malades , soit dans leur lit, soit sur les fauteuils; enfin, la réclusion. On y voit encore quelques chaînes dont on ne se sert que rarement.

La propreté, qui assouplit l'esprit et le corps (a dit M. Pariset), règne dans les divisions des aliénés; les chambres et les loges , comme je l'ai déja dit, sont généralement saines et bien tenues;

des bains de propreté sont administrés autant qu'on le peut. Le manque d'eau s'y fait sentir en été ; le service des bains n'est point complet, il n'est point pourvu d'un appareil convenable pour les douches. Dans la division des femmes, surtout, cette partie du service est très négligée ; cela tient sans doute à ce que les travaux pour recueillir les eaux ne sont point achevés. Aussi me bornais-je pour les douches à de simples lotions froides sur la tête , et à des douches avec l'arrosoir.

Les cheveux sont peignés et coupés très exactement ; les hommes sont rasés une fois par semaine par des personnes étrangères à l'hospice , et qui se consacrent par piété à ce service. Je crois qu'il serait bien d'en restreindre le nombre autant que possible ; peut-être serait-il mieux de pouvoir s'en passer, et de donner cette fonction à quelques in-firmiers de la maison.

La nourriture y est bonne ; le vin y est distribué en suffisante quantité pour les malades.

Les aliénés recherchent ordinairement le tabac avec avidité ; quelques-uns le mangent ou en font un autre mauvais usage. On leur en distribue à l'Antiquaille assez régulièrement. Je crois qu'on doit le faire avec une certaine réserve ; on pourrait encore tromper leur avidité pour cette substance, en y substituant une poudre inerte, telle, par exemple, qu'un mélange de fécule de pomme de terre et de poudre de valériane, comme le fait faire M. Trompéo, médecin de l'hôpital des aliénés de Turin.

Les exercices corporels si utiles à la plupart de ces malades, ne peuvent pas être mis en usage à l'Antiquaille, à cause du peu d'étendue des cours et des promenoirs, et de l'impossibilité d'y établir un bon système de division.

L'exposition à tous les vents et à toutes les variétés de la température n'est pas le seul désavantage qui résulte de la position trop élevée de l'Antiquaille. Ainsi, la division des hommes principalement, domine la ville dans presque toute son étendue; exposition qui est très nuisible aux malades; en effet, beaucoup d'entre eux peuvent découvrir leur habitation et des objets qui les fatiguent ou ont été la cause de leur maladie : comment alors leur appliquer cette règle si importante du traitement moral, qui consiste *à fixer leur attention sur des objets étrangers, et à faire naître en eux des idées et des affections nouvelles.*

Un des meilleurs moyens de garantir les aliénés, et surtout les maniaques, de ces causes de sensations pénibles et des fâcheuses impressions qu'ils peuvent retrouver autour d'eux, est sans contredit de bonnes divisions; je ne crois pas comme je l'ai dit, qu'il soit possible d'en établir à l'Antiquaille.

Les payants et les non payants y sont très ordinairement confondus, seulement, on donne aux premiers les meilleures places, et de petits soins que ne reçoivent pas toujours les seconds ; les payants mangent sur des tables isolées, et leur régime alimentaire est meilleur. Cette coutume est vicieuse ; je crois qu'il est nécessaire d'isoler complètement ces derniers, pour ménager les impressions morales des uns et des autres. En général, cette dernière subdivision est une complication fort ennuyeuse dans les hôpitaux d'aliénés.

Pour remédier autant que possible au défaut de division des aliénés à l'Antiquaille, j'avais proposé dans un de mes comptes-rendus, les distributions suivantes, savoir :

I. INCURABLES.	1º Paralytiques et infirmes . . .	Ils forment un huitième environ de la totalité des malades.
	2º Incurables paisibles.	Deux huitièmes environ.
	3º Incurables turbulents.	Un huitième.
	4º Épileptiques	Un huitième.
II. CURABLES.	1º Division d'observation pour les entrants.	Deux huitièmes.
	2º Curables tranquilles mélancoliques.	
	3º Curables agités et bruyants.	
III. CONVALESC.	1º Infirmerie pour ceux qui sont atteints de maladies étrangères à l'aliénation mentale.	Un huitième.
	2º Convalescents	

En réfléchissant aux différentes espèces de délire qui nécessitent l'isolement, et à l'influence de l'exemple et de l'imitation sur les aliénés, on reconnaît la nécessité d'un plus grand nombre de subdivisions, surtout pour ceux en traitement, et par conséquent l'insuffisance de celles-ci, il me semble néanmoins qu'elles seraient de quelque utilité en attendant mieux.

L'hospice de l'Antiquaille peut à la rigueur en conservant cette destination, servir pour des incurables, mais il me paraît indispensable de bâtir dans cette ville, un nouvel hôpital dont le plan soit en harmonie avec l'état actuel de la science, et qui soit spécialement consacré aux aliénés qui sont susceptibles de guérison. On peut juger, par le tableau précédent, de la proportion de ces malades et de l'étendue qu'on pourrait lui donner.

Il est fâcheux qu'un système d'économie mal entendu ait fait servir d'anciens édifices à une destination qu'ils n'avaient jamais eue, tandis qu'à moins de frais on en aurait élevé de bien préférables.

Le 1ᵉʳ * juin 1821, il y avait à l'Antiquaille cent quatre-vingt-quatre aliénés, savoir : soixante-trois hommes et cent vingt-une femmes. Le 31 ** décembre 1829, il y en avait deux cent trente-six, savoir : quatre-vingt-quatorze hommes et cent quarante-deux femmes. Pendant ce laps de temps, le

---

* Époque à laquelle je fus chargé du service des aliénés.
** Époque à laquelle j'ai cessé ce service.

mouvement s'est opéré dans les proportions suivantes :

Aux hommes, 389 . . . . $\left\{\begin{array}{ll}\text{sortis} & 295 \\ \text{morts} & 94\end{array}\right.$

Aux femmes, 347 . . . . . . $\left\{\begin{array}{ll}\text{sorties} & 260 \\ \text{mortes} & 87\end{array}\right.$

Il résulte de ce rapprochement que les femmes
vivent plus long-temps dans cet état que les hommes, et que leur guérison est plus lente, plus
rare, et je crois même moins solide que chez ces
derniers.

Les causes qui m'ont paru les plus évidentes sur
ces malades, sont les suivantes, et dans l'ordre
que je leur assigne ici : impressions morales vives,
prédispositions originaires, tempérament sanguin
et nerveux, habitude de l'onanisme, abus du vin
et des liqueurs spiritueuses, éducation peu soignée
et mauvaise, apoplexie, coups sur la tête, réper-
cussion de teigne, de dartre, etc., travail trop
soutenu, trop appliquant, influence des organes
génitaux, désordre menstruel chez les femmes.

Le nombre des aliénés célibataires est beaucoup
plus considérable dans cet hospice, que celui des
mariés ou veufs.

L'âge qui m'a paru en fournir davantage, est
chez les hommes de trente à quarante, et chez les
femmes de quarante à cinquante.

Le tableau des professions, dressé à l'Antiquaille

en janvier 1829, a produit le résultat suivant, aux hommes : agriculteurs, 14; vignerons, 16; négociants et entrepreneurs, 5; bouchers, 3; militaires, 4; légistes et hommes de lettres, 6; ecclésiastiques, 2; ouvriers fabricants d'étoffes de soie, 7; bijoutiers, 3; peintre colleur, 1; cordoniers, 4; maréchal et forgeur, 2; voiturier, 1; étudiants, 3; commis-négociants, 3; corroyeur, 1; tonnelier, 1; crocheteurs et hommes de peine, 5; douanier, 1; sans profession connue, 12; (total 94). Aux femmes : occupées aux travaux de la campagne, 51; tailleuses et couturières, 37; rentières, 7; institutrice, 1; ouvrières en soie, 4; brodeuses, 3; religieuses, 4; devideuses, 3; revendeuse, 1; filles de mauvaise vie, 2; sans profession connue, 24; (total 141).

Les environs de Villefranche, de La Chassagne fournissent le plus grand nombre des aliénés qui entrent à l'Antiquaille. Les départements de la Haute-Loire, de la Loire et de l'Ain en fournissent aussi un grand nombre proportionnellement à la ville de Lyon.

L'espèce d'aliénation qui s'y remarque en plus grande proportion, est la manie; viennent après, la démence et l'idiotisme.

Quoique nous ayons obtenu quelques heureux résultats des moyens thérapeutiques que nous avons mis en usage, il nous est cependant démontré que leurs effets auraient été plus prompts et plus efficaces, s'ils avaient été secondés par de bonnes divisions dans l'hospice, et par un bon système de traitement moral, qui dans beaucoup de cas, est le premier, et même quelquefois le seul à mettre en pratique. Georget a réduit les principes de ce traitement à trois préceptes, savoir : 1° ne jamais exciter les idées et les passions de ces malades dans le sens de leur délire; 2° ne point combattre directement les idées et les opinions déraisonables, par le raisonnement, la discussion, l'opposition, la contradiction, la plaisanterie ou la raillerie; 3° fixer leur attention sur des objets étrangers à leur délire, communiquer à leur esprit des idées et des affections nouvelles par des impressions diverses.

De tels moyens sans doute ne peuvent être employés que dans les hôpitaux construits et organisés sur un plan spécial et d'après un système physiologique, et la direction ne peut en être confiée qu'à un médecin voué à ce service. Dans une ville comme la nôtre, où beaucoup de médecins se sont élevés par leur mérite et par leur fortune aux premiers rangs de la société, ne serait-il pas à souhaiter pour le bien public, que quelques-uns d'entre eux fussent appelés à faire partie du Conseil d'administration des Hospices.

Les seuls moyens moraux que nous ayons pu employer à l'Antiquaille, sont l'isolement, la reclusion, les autres moyens répressifs déja indiqués et le travail. Le travail a été organisé dans cet hospice en 1821. Les femmes y jouissent presque seules de ce bienfait; toutes celles qui en sont susceptibles, sont occupées à la couture, à la broderie, etc. ; elles en ont retiré les plus heureux effets, même comme moyen curatif. Les hommes font des cardes ; mais ce travail leur est beaucoup moins avantageux que celui de la culture, que les exercices gymnastiques, etc., qu'on ne peut leur procurer, faute d'espace. Aussi, il n'y en a que très peu qui se livrent à ce travail, et qui puissent en retirer quelque avantage.

Ces notes m'ayant été demandées par plusieurs de mes confrères, j'ai cru devoir les publier, surtout pour ceux qui s'occupent spécialement du traitement des maladies mentales ; je me réserve de faire connaître plus tard les résultats des observations que j'ai recueillies pendant dix années d'exercice à l'hospice de l'Antiquaille.

pourvu qu'elles s'accordent avec la raison et l'expérience : tout enfin rendait ce cas extrèmement précieux. On commença donc ce traitement par deux grains d'OPIUM, deux fois le jour, accompagné d'une boisson abondante de décoction de roseau de montagne. On fit faire fréquemment dans le jour, par le malade lui-même, des ablutions opiatiques, au moyen de linges trempés dans une solution d'OPIUM, à la dose d'un demi-denier environ, sur une livre d'eau commune, sur toutes les parties extérieures où il y avait des ulcères, des poireaux et des pustules. Cette quantité de solution finie, on lui en donnait de nouvelle, afin qu'il pût continuer lesdites ablutions, pour ainsi-dire, avec indiscrétion et selon son caprice, ou suivant qu'il éprouverait aux parties malades, plus de douleur et de chaleur.

Ces moyens rendirent le sommeil au malade. Les cavités des ulcères paraissaient graduellement fournir une matière moins abondante et plus louable ; les chairs du fond devenaient plus belles. Le ventre était tantôt libre, tantôt resserré. Les urines furent toujours abondantes. La transpiration était douce, l'esprit tranquille, l'appétit passable.

On continua le même traitement pendant un mois, en augmentant la dose de l'OPIUM tout au plus de quelques grains par jour, suivant que l'exigeait l'habitude du remède ; et au bout de ce terme, il se trouva que le malade en avait employé cent cinquante grains à l'intérieur, et trois cent soixante à l'extérieur.

On ne pouvait pas se dissimuler qu'il n'allât mieux. Néanmoins on continua encore la même méthode pendant un mois, sans y rien changer. L'état du malade marchant à peu près sur le même pied que dans le premier mois, nous arrivâmes à la fin du second ; et alors nous trouvâmes presque tous les ulcères cicatrisés, les excroissances affaissées, les pustules dissipées. Je jugeai donc à propos de suspendre tout traitement, soit pour ne pas dépasser certaines limites, soit pour m'assurer si la maladie ne renaîtrait pas. Ainsi je gardai le malade à l'hôpital dans une abstinence absolue de remèdes, et seulement à l'usage d'un bon régime. Les ulcères qui n'étaient pas fermés, tel que celui du bubon qui fut le plus opiniâtre, se cicatrisèrent peu de jours après ; les poireaux qui restaient, rapetissés et desséchés, furent facilement enlevés avec l'instrument tranchant, et ne repoussèrent plus. Cet homme enfin sortit de l'hôpital très-bien guéri.

VI.ᵉ Observation.

Un Cuisinier d'un âge mûr, entra à l'hôpital après avoir souffert de longues et pénibles infirmités de cause vénérienne, et passé par un fatras de traitemens aussi longs qu'inutiles. Il souffrait des douleurs cruelles autour des malléoles des deux pieds, et portait un gonflement dur qui s'étendait depuis le jarret jusqu'aux orteils. L'articulation était toutefois saine, mais douloureuse ; les saillies des malléoles étaient augmentées de volume. Le gonflement ci-dessus, quoique très-rénitent, n'était cependant que de l'espèce des œdèmes. Il nous dit que depuis environ un mois il était dans ce mauvais état et inhabile à tout mouvement ; qu'il était resté tel après des onctions mercurielles faites en dernier lieu pour un ulcère à la verge et des douleurs aux articulations, symptômes dont il se sentait presque délivré au moment actuel, sa maladie s'étant toute concentrée depuis sur ses deux pieds.

Quelqu'un proposa aussi l'Opium pour ce malade ; on le mit en effet en usage. Il en prit deux cents et plus de grains, dans l'espace de cinquante jours, avec la décoction de salsepareille, sans qu'on s'aperçût d'un changement notable dans les secrétions et les excrétions. Il fit matin et soir, pendant le même espace de temps, des lotions sur les parties affectées, avec de l'eau opiatisée ; et ce malade s'est parfaitement rétabli.

VII.ᵉ Observation.

Un autre malade fut transporté à l'hôpital pour des douleurs ostéocopes très-aiguës, dont il souffrait depuis long-temps aux tibias des deux jambes, et qui étaient causées par une ancienne vérole. Il prit deux cents grains d'OPIUM dans l'espace de quarante-six jours. Il se plaignait aussi de quelques douleurs aux épaules, au dos, aux cuisses ; mais celles des jambes l'emportaient, de manière que les autres étaient peu sensibles.

En même temps qu'il prenait l'OPIUM intérieurement, on lui appliquait sur les parties douloureuses, mais notamment sur les jambes, des compresses de linge doux, trempées dans de l'eau tiède chargée d'une bonne dose d'OPIUM. Ce traitement fut suivi du meilleur succès ; car le malade fut rendu à la santé la plus parfaite.

VIII.ᵉ Observation.

S'il y a des hommes qui ont véritablement la gonorrhée, sans vouloir se le persuader, ou que des raisons de politique engagent à en nier l'origine suspecte, on trouve encore bien plus facilement des femmes qui ne se comportent pas autrement. Il y a, au contraire, chez celles-ci , un motif d'erreur de plus ou un subterfuge plus spécieux, dans le flux blanc auquel sont sujettes les femmes même les plus chastes et les plus réservées , flux qu'il est , au reste , facile de confondre avec un flux contagieux.

Une jeune femme vivait dans cette erreur ou dans cette illusion volontaire , sans faire aucune attention à un mal qui n'était que trop d'une nature extraordinaire , c'est-à-dire vénérienne. Ce qui semblait la confirmer dans son idée , c'est que , comme elle le disait , celui avec lequel elle avait habité était très-sain d'ailleurs. Cette gonorrhée vénérienne qu'elle supporta long-temps , lui causa d'abord une grave douleur de tête , sur-tout la nuit , et ensuite une certaine petite toux qui la menaçait de phtisie.

La position de cette jeune personne ne comportait pas toute espèce de traitement. Ainsi l'Opium , remède commode , secret et en même temps efficace , était ce qui lui convenait le mieux. On l'entreprit donc par les méthodes indiquées ci-dessus ; et l'on vint à bout de la maladie avec un succès tout aussi heureux.

N. B. Indépendamment des observations précédentes, je pourrais en citer un nombre égal et même plus grand , dans lesquelles l'issue n'a pas été aussi heureuse. Je les passe sous silence , non pour vanter en fanatique un nouveau

remède, mais pour éviter de trop nombreuses descrip-
tions, persuadé qu'il suffit de prévenir-le lecteur que les
bons effets de l'Opium ne sont pas constans.

J'ajoute, au reste, qu'il n'en est point résulté de mal,
et que lorsque l'Opium est manié avec la dextérité d'un
Praticien prudent, il n'y en a point à craindre. Ce qui
peut arriver de pire, c'est que, s'il n'est pas suivi de
succès, il reste inutile.

J'ajoute encore que les observations ci-dessus peuvent
donner lieu à des exceptions, si l'on réfléchit aux traitemens mis en usage dans les maux pour lesquels j'ai
ensuite employé l'Opium. Ces traitemens, quelquefois,
ou ne sont pas tous connus, ou sont tels, qu'ils peuvent
avoir coopéré, sinon d'une manière prompte, du moins
insensible, à la future guérison ; d'où il est facile d'en
attribuer le mérite au dernier médicament, c'est-à-dire
à l'Opium, quand il serait possible qu'elle fût le résultat
des autres remèdes.

Le temps et de nouvelles expériences décideront mieux
cette question ; et disons-le avec *Frank : Quidquid fit,
in eo positi sumus, ut mereatur* Opium *ulteriùs à
Medicis in experientiam trahi.* Quoi qu'il en soit, nous
en sommes parvenus à ce point, que l'Opium mérite de
la part des Médecins-Praticiens d'ultérieures expériences.